DES AVANTAGES

ET DES INCONVÉNIENTS

AU POINT DE VUE DE L'HYGIÈNE

DE

L'ARROSAGE DES VILLES

PENDANT L'ÉTÉ

Ouvrage honoré d'une Médaille de Vermeil
par la Société Académique de Saint - Quentin
en sa Séance solennelle du 16 Juin 1878

ÉDITION REVUE AVEC SOIN

Par G. BOUGON

Docteur en Médecine de la Faculté de Paris
Membre de l'Association Scientifique de France
Membre correspondant de la Société Linnéenne de Normandie.

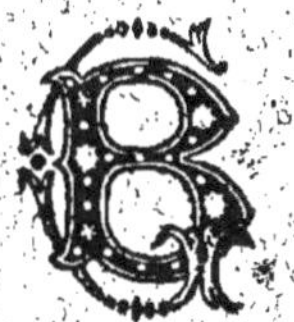

IMPRIMERIE ADMINISTRATIVE A. RADENEZ, A MONTDIDIER.

1878

DES AVANTAGES ET DES INCONVÉNIENTS

DE

L'ARROSAGE DES VILLES

DES AVANTAGES

ET DES INCONVÉNIENTS

AU POINT DE VUE DE L'HYGIÈNE

DE

L'ARROSAGE DES VILLES

PENDANT L'ÉTÉ

Ouvrage honoré d'une Médaille de Vermeil
par la Société Académique de Saint-Quentin
en sa Séance solennelle du 16 Juin 1878

ÉDITION REVUE AVEC SOIN

Par G. BOUGON

Docteur en Médecine de la Faculté de Paris
Membre de l'Association Scientifique de France
Membre correspondant de la Société Linnéenne de Normandie

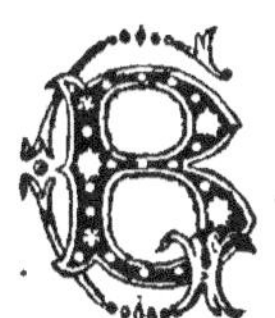

IMPRIMERIE A. RADENEZ, A MONTDIDIER

1878

AVANT-PROPOS

La question mise au concours a une immense portée. Discuter l'hygiène des villes, c'est s'occuper directement de la santé de leurs habitants. Il ne s'agit donc pas seulement d'une palme à conquérir : ici l'enjeu, c'est la vie humaine.

Nous avons cru répondre au vœu de la Société Académique de Saint-Quentin, en allant visiter cette ville à diverses reprises, afin de donner dans notre travail, à côté des développements théoriques, une place aux applications pratiques en faveur d'une localité si intéressante à tant d'égards. Qui pourrait oublier, en effet, son désintéressement pendant la dernière guerre ? Sa conduite remarquable en ces tristes circonstances restera à jamais gravée dans notre cœur. Les soins de toute nature que ses habitants dévoués ont prodigués à nos pauvres soldats découragés et blessés arrachent encore des larmes à notre souvenir. L'empressement qu'ils ont mis à ouvrir aux ambulances leurs hôpitaux, leurs ateliers, leurs salons même ; l'affabilité avec laquelle ils ont partagé avec nous leur toit, leur lit et leur pain, tout nous fait un devoir de répondre à l'appel parti du sein académique de la vaillante cité : « Quels sont les avantages et les inconvénients, au « point de vue de l'hygiène, de l'arrosage des villes « pendant l'été. »

Quel que soit l'accueil réservé à ces pages, nous aurons toujours la satisfaction d'avoir essayé de remplir notre devoir : acquitter une dette de reconnaissance envers une généreuse ville.

DÉFINITION. — DIVISION DU SUJET

L'arrosage est une pluie qu'on provoque artificiellement dans les villes afin de les *rafraîchir* et de les *assainir*.

Rafraîchir signifie rendre l'air plus humide et plus froid ; tel est le but de l'arrosage proprement dit. C'est le fait de l'eau à l'état de vapeur.

Assainir signifie entraîner les substances dangereuses et particulièrement les miasmes délétères qui s'échappent des matières stagnantes en décomposition ; tel est le but du lavage des rues. C'est le fait de l'eau à l'état liquide.

Voilà le double point de vue sous lequel nous envisagerons les avantages et les inconvénients de l'arrosage des villes pendant l'été.

CHAPITRE PREMIER

—

L'ARROSAGE RAFRAÎCHIT L'ATMOSPHÈRE

Voyons d'abord quelle est la nécessité de rafraîchir l'atmosphère. Ensuite nous examinerons les avantages et les inconvénients de l'arrosage au point de vue de l'humidité et du refroidissement qu'il procure.

§ I.

NÉCESSITÉ DE RAFRAICHIR L'ATMOSPHÈRE DES VILLES

La chaleur de l'été s'exerce principalement dans les villes et dans les villes comme Saint-Quentin. La démonstration de ces deux vérités ne manque pas d'intérêt.

A. — La chaleur est plus vive dans les villes que dans les campagnes, car la réflexion de la chaleur solaire y est plus grande et son absorption moindre.

1° Réflexion solaire plus forte dans les villes que dans les campagnes. — La cause directe de la chaleur des villes, c'est l'action du soleil sur les rues et sur les maisons. Les pavés, les dalles, les briques, les pierres, les tuiles, le zinc, le plomb et les ardoises, réfléchissant les rayons solaires, renvoient sur les infortunés passants une très-grande partie de la chaleur incidente, pendant que l'astre du jour darde directement ses traits enflammés au-dessus de leurs têtes.

Il n'en est pas de même à la campagne où, sur une étendue donnée, on ne rencontre pas un aussi grand nombre de surfaces réfléchissantes. Sans parler des toits de chaume et des murs en torchis, nous y trouvons les rues peu pavées, moins nombreuses et plus étroites, les maisons espacées, moins élevées, souvent même abritées par le feuillage; de sorte que toutes ces parties reçoivent et réfléchissent moins de chaleur.

2° Absorption de la chaleur solaire plus faible dans les villes que dans les campagnes. — Ce qui manque surtout aux villes pour contrebalancer l'action des rayons solaires, ce sont les végétaux. A Saint-Quentin, l'administration a fait planter des arbres en plusieurs endroits: ainsi le boulevard Sainte-Anne présente des ormes d'une belle venue. Mais que peuvent quelques boulevards plantés d'arbres en présence du grand nombre de rues qui en sont dépourvues? Et puis, il ne suffirait pas d'avoir des arbres le long des voies publiques : il en faudrait encore dans le voisinage des villes, au lieu de cela, que voit-on? Autour de toutes les villes s'étendent de longs faubourgs dans lesquels se réfugient les industries les moins salubres. C'est au-delà seulement que commence la campagne, et quelle campagne : de larges espaces *défrichés*, utilisés pour la culture.

Et cependant les arbres, dont le dôme de verdure multiplie tant de fois la surface du terrain qu'ils abritent, les arbres jouent un rôle immense dans la fraîcheur d'une contrée. Indépendamment de l'ombre qu'ils projettent autour d'eux, en vertu de l'obstacle matériel qu'ils opposent au rayonnement, les végétaux absorbent une énorme quantité de chaleur solaire pour activer les phénomènes organiques qui s'accomplissent au sein de leurs tissus. Quand nous brûlons du bois dans nos foyers, quand nous le réduisons en cendres et en fumée, restituant ainsi au sol et à l'air les éléments qu'il leur a ravis, nous obtenons de la chaleur, n'est-il pas vrai ? Et d'où vient-elle, cette chaleur, sinon tout entière du soleil, de ce centre vivifiant à qui seul revient le mérite de la combinaison première ! Enfin, grâce à l'évaporation dont les feuilles sont le siége, les arbres paraissent être de véritables cylindres ramifiés à l'infini, remplis d'une eau toujours fraîche, qu'ils laissent, comme de gigantesques éponges, suinter par tous leurs pores. Un arbre vivant produit l'effet d'un arrosage naturel : c'est ainsi que, lorsque l'on pénètre dans l'épaisseur des bois, on éprouve une si délicieuse sensation de fraîcheur.

Il n'y a point de forêt dans les villes, partant : point d'ombrage, point d'absorption de calorique, point d'évaporation pour compenser l'action de la radiation solaire.

B. — S'il fait chaud dans les villes, c'est surtout à Saint-Quentin, qui occupe en partie le penchant d'une colline et en partie le plateau ondulé qui s'étend à son sommet. Une ville bâtie dans ces conditions doit ressentir plus vivement qu'une autre l'influence solaire.

1. Une ville située sur une hauteur jouit d'un horizon plus étendu que si elle se trouvait dans une

vallée. Pour elle, le soleil se lève plus tôt et se couche plus tard : il reste plus longtemps visible au-dessus de l'horizon. Saint-Quentin, plus longtemps exposé aux rayons du soleil, doit en recevoir une plus grande quantité de chaleur.

2. Une ville basse est toujours à cheval sur un cours d'eau qui donne un peu de fraîcheur, tandis qu'une ville élevée n'a pas d'eau à sa disposition. En effet, l'eau qui tombe du ciel sur une colline, descend dans la vallée : double raison pour que la colline soit plus desséchée et par suite offre moins de résistance à la chaleur du jour.

3. Saint-Quentin est bâti en partie sur le versant d'une colline qui regarde au sud. Ainsi la rue d'Isle, la principale artère qui relie la gare à l'hôtel de ville, reçoit directement les rayons du soleil. Cette remarque a son importance. Les rayons solaires, qui arrivent *obliquement* à la latitude de Saint-Quentin, rencontrant le penchant de la colline, frappent le sol dans une direction qui se rapproche de la *perpendiculaire* à cette pente. Si l'on suppose à cette voie une longueur de 300 mètres, avec un angle d'inclinaison moyenne de quelques degrés, un calcul très-simple de trigonométrie nous démontre que cette rue reçoit du soleil autant de chaleur qu'une rue horizontale de 350 mètres environ. Ainsi, toutes choses égales d'ailleurs, la chaleur est théoriquement plus intense à Saint-Quentin ; donc pour elle l'arrosage est une nécessité.

En résumé ce qui rend les villes si chaudes pendant l'été, c'est que l'homme *détruisant l'harmonie de la nature*, a remplacé les arbres, qui lui donnaient de la fraîcheur à triple titre, par des surfaces qui n'en donnent pas et qui de plus réfléchissent sur lui les rayons du soleil. Eh bien ! c'est pour produire une évaporation artificielle, qui remplace dans une certaine mesure celle que la nature met en jeu dans les forêts, que les hommes ont imaginé de répandre de l'eau dans les villes pendant l'été. De tout temps on a pu observer que la pluie rafraîchit l'atmosphère et l'assainit ; on a donc dû chercher à créer une pluie artificielle, l'arrosage. Or, toute chose en ce monde a son bon et son mauvais côté. L'arrosage des rues n'échappe pas à cette loi mystérieuse. Nous examinerons simultanément le pour et le contre : Ce sera faire la part des avantages et des inconvénients.

§ II

L'ARROSAGE DES VILLES CHARGE L'AIR D'HUMIDITÉ

Quand on arrose, l'eau pénètre plus ou moins profondément dans le sol, et puis elle s'évapore peu à peu jusqu'à disparition complète. Examinons de près ce phénomène naturel

L'eau, à cent degrés, se transforme en vapeur à la pression d'une atmosphère ; mais elle peut également s'évaporer sans qu'on la chauffe : c'est ce qui arrive toutes les fois qu'on la laisse exposée à l'air libre. L'air que nous respirons, quelqu'humide qu'il paraisse, n'est jamais complétement saturé ; aussi, quand il rencontre de l'eau sur son passage, il tend toujours à en soustraire une partie sous forme de vapeur invisible. La proportion d'eau contenue dans l'air varie avec la température. Au point de vue de l'hygiène, il importe moins de tenir compte de sa quantité absolue que de sa quantité relative. En effet, notre corps est en contact avec l'air atmosphérique par l'intermédiaire de la peau et de la muqueuse des voies respiratoires : Peau et muqueuse qui jouissent non-seulement de propriétés organiques, mais encore d'un certain nombre de propriétés physiques, parmi lesquelles les phénomènes d'osmose jouent un rôle capital. Ce sont de véritables membranes endosmotiques qui se comportent différemment suivant que l'atmosphère avec laquelle elles sont en rapport est plus ou moins humide. Il faut donc que le degré hygrométrique n'oscille qu'entre des limites très-rapprochées : De cette façon, *nos organes seront toujours impressionnés de la même manière.*

Si l'indice hygrométrique s'élève, nous éprouvons une sensation spéciale qui nous fait dire : Le temps est humide. Si cet indice s'abaisse, la sensation inverse se produit et nous trouvons que le temps est sec. Plus la température augmente, plus notre atmosphère peut contenir de vapeur d'eau, de sorte que plus l'air est chaud, plus il est sec, à moins qu'on ne lui restitue l'eau qu'il est capable d'absorber. L'arrosage des rues pendant l'été présente l'inestimable avantage de donner à cet air desséché l'eau qui lui manque pour que l'indice hygrométrique reste constant. En mettant à la disposition de l'air chaud autant d'eau qu'il lui en faut pour ne pas être relativement plus sec, l'arrosage va régulariser les fonctions de notre peau et de nos poumons. L'air était trop sec, il n'y avait plus entre l'atmosphère et notre corps l'équilibre que la nature a voulu établir : la peau et les poumons dégageant trop d'eau, la sueur augmentait, l'urine se raréfiait, la gorge se desséchait et nous éprouvions la sensation de la soif; à partir du moment où l'arrosage a rendu à l'air l'eau qui lui fait défaut, l'équilibre momentanément compromis finit par se rétablir, et notre corps n'abandonne plus par la perspiration cutanée et par la respiration pulmonaire que la quantité de liquide qu'il doit légitimement perdre.

C'est vers deux heures de l'après-midi, remarquons-le bien, que l'arrosage doit être le plus abondant. A cette heure correspond en effet la température maxima de la journée. Passé ce délai, la radiation solaire allant en s'affaiblissant de plus en plus, la température s'abaisse, l'air ambiant devient moins apte à absorber la vapeur d'eau, et l'indice hygrométrique tend à s'élever. La limite de saturation peut être atteinte et même dépassée : alors le brouillard se condense et l'atmosphère froide et humide rappelle les conditions malsaines des bords de la Tamise. C'est là un inconvénient sérieux.

Les remarques qui précèdent nous conduisent à cette application pratique : arroser abondamment pendant la matinée, car il arrivera ensuite assez de chaleur pour permettre à l'air dilaté d'absorber l'eau répandue; arroser au contraire avec plus de modération après deux heures de l'après-midi, sans quoi on s'expose à voir arriver prématurément la fraîcheur du soir.

§ III

L'ARROSAGE REFROIDIT L'ATMOSPHÈRE

Toutes les fois que de l'eau s'évapore, elle a besoin de chaleur pour passer à l'état gazeux ; si on ne lui en donne pas, elle en prend, et celà aux dépens des corps environnants. Voici une expérience instructive. Mettez de l'eau sous le récipient de la machine pneumatique et faites le vide. L'eau passe insensiblement à l'état de vapeur qu'on entraîne avec l'air à chaque coup de piston. A mesure qu'elle s'évapore, elle se refroidit : un thermomètre, préalablement plongé dans le liquide, accuse un abaissement de température. D'où vient cela ? C'est que l'eau qui s'est évaporée a pris de la chaleur à celle qui est restée.

Quand l'air n'est pas saturé d'humidité, on peut le considérer comme vide d'eau jusqu'à un certain point. Il se produit alors un appel de vapeur destiné précisément à amener cette saturation. Sous l'influence de ce vide relatif, l'eau versée à terre s'évapore et cette évaporation produit du froid car elle se fait aux dépens de la chaleur des corps placés dans le voisinage. Par conséquent, lorsqu'on arrose une rue, celle-ci se refroidit : non pas seulement parce qu'on y verse de l'eau froide, mais bien parce qu'on y répand de l'eau susceptible de s'évaporer. L'air non saturé provoque l'évaporation, et celle-ci, nécessitant une absorption de calorique, amène à sa suite un froid relatif.

Hé bien ! voici de l'air chaud, éloigné de son point de saturation, capable en conséquence d'absorber de l'humidité. Plus cet air est chaud, plus l'eau d'arrosage s'évapore abondamment et plus grand est alors la production de froid. Il y a donc compensation. On le voit, toutes choses égales d'ailleurs, l'arrosage refroidit d'autant plus l'atmosphère qu'il fait plus chaud. L'arrosage est donc une manière très-méthodique de refroidir l'atmosphère. C'est ce qui constitue son immense avantage.

Remarquons-le de suite, ce second avantage se concilie parfaitement avec celui que nous avons étudié dans le précédent paragraphe. En effet, en refroidissant l'atmosphère, l'arrosage la rend plus humide puisque le froid abaisse le dénominateur de la fraction hygrométrique.

Quels sont maintenant à ce point de vue les inconvénients de l'arrosage? Hé bien ! sans être bien importants, ils sont assez nombreux, comme on va pouvoir en juger.

1° L'arrosage produit des courants d'air. — Voici une rue arrosée, il y fait plus froid qu'ailleurs; l'équilibre atmosphérique est rompu et des courants d'air se forment de la façon suivante. L'air froid se condense, devient plus lourd et descend. L'air chaud des rues voisines vient remplir le vide qui tend à se produire au-dessus de l'air condensé, et laisse à son tour un vide inférieurement qui vient combler l'air froid de la rue arrosée. Et ainsi de suite. De là une succession de courants d'air en sens inverse suivant la hauteur des couches atmosphériques que l'on considère. Ce phénomène rappelle l'expérience bien connue des bougies de Francklin, avec cette différence toutefois que là c'est l'air chaud qui se dilate tout d'abord, et qu'ici c'est l'air froid qui, par sa condensation, ouvre la série des courants.

Par un temps chaud, un courant d'air est une bonne chose quand il est modéré; mais on ne peut se dissimuler qu'en général c'est un inconvénient. Tout le monde connaît les fâcheux effets des courants d'air. C'est une source intarissable de coryzas, de rhumes, d'angines, de névralgies, et de fluxions, pour ne citer que les affections les plus légères et les plus communes.

2° Le refroidissement s'effectue trop rapidement. — Sous l'influence des courants qui précèdent, l'air chargé d'humidité est remplacé par de l'air sec : l'évaporation de l'eau s'accélère et le refroidissement augmente dans la même mesure. Il en résulte pour les piétons une sensation de froid succédant brusquement à une chaleur plus ou moins intense. Cette impression désagréable se fait surtout sentir quand on passe sans transition d'une rue surchauffée par les rayons du soleil dans une autre rue qu'on vient d'arroser sur une large étendue, une grande place par exemple. On sait combien sont funestes au point de vue de la santé ces passages subits du chaud au froid.

3° Quand toute l'eau de l'arrosage s'est évaporée, il n'y a plus de raison pour que la température reste abaissée ; alors l'air se réchauffe. De sorte que si on arrose les rues plusieurs fois par jour, les habitants passent assez brusquement par un nombre double d'alternatives de froid et de chaud qui ne sont pas sans influence sur leur santé.

Tous ces inconvénients sont réels sans doute, mais il faudrait bien se garder de les exagérer. Trop souvent au contraire l'arrosage est insuffisant. L'eau s'évapore trop vite et l'abaissement de la température n'a pas le temps de se produire d'une manière assez notable pour occasionner des accidents. Il était cependant indispensable d'en dire un mot, ne fût-ce que pour signaler un danger possible mais en tous cas facile à prévenir en prenant quelques précautions.

CHAPITRE SECOND

L'ARROSAGE ASSAINIT L'ATMOSPHÈRE

L'arrosage entraîne les substances dangereuses et particulièrement les miasmes délétères qui s'échappent des matières stagnantes en décomposition. Cette proposition nous paraît devoir être l'argument principal de cette thèse, aussi fera-t-elle l'objet de notre étude la plus approfondie. Nous consacrerons deux paragraphes à rechercher les avantages et les inconvénients qui résultent *immédiatement* du lavage des rues. Dans un troisième paragraphe, nous examinerons les conséquences *médiates* de l'arrosage au point de vue de l'hygiène des villes pendant l'été.

§ I

L'ARROSAGE LAVE LES RUES ET LES RUISSEAUX

L'eau qu'on répand dans la rue, rencontre d'abord les pavés qu'elle lave et nettoie, puis les interstices qui existent entre eux, et enfin les ruisseaux qui coulent de chaque côté de la chaussée, ou du moins au milieu, s'il n'y en a qu'un seul. C'est ce qu'on voit encore quelquefois à Saint-Quentin, dans la petite rue Saint-Martin par exemple. Nos pères préféraient ce genre de canalisation, car autrefois les rues étaient moins larges, à cause du peu d'espace dont on disposait pour masser les maisons dans une enceinte resserrée. La place manquait pour un double ruisseau.

Au point de vue de l'hygiène, deux ruisseaux valent mieux qu'un seul. En effet : ils laissent la voie libre au milieu de la chaussée, ce qui permet de la traverser sans se mouiller les pieds ; ils contiennent chacun deux fois moins de détritus, ce qui les rend plus faciles à nettoyer ; enfin ils longent les trottoirs, de sorte qu'ils sont moins larges, limités qu'ils sont par le brusque parapet formé par la dalle de bordure.

On a imaginé dans les principales voies de Saint-Quentin, de donner aux ruisseaux une disposition remarquable qui a, il faut l'avouer, son bon et son mauvais côté. On a bordé les trottoirs de rigoles appropriées. L'idée était excellente. Seulement, ce qui choque l'œil du visiteur attentif, ce sont les détériorations qu'elles ont subies. Le ciment est en plusieurs endroits disjoint, concassé et enlevé ; aussi, çà et là de petits cloaques tranchent trop vivement sur la bonne tenue générale du reste de la rigole. Cet accident est dû selon toute apparence aux roues des voitures qui stationnent le long des trottoirs. Comme ces petits cloaques ne sont pas très-hygiéniques, nous proposerions de remplacer ces rigoles par d'autres en granit. La dépense première serait élevée sans doute ; mais, ainsi confectionnées, elles devraient braver tous les assauts.

Quoiqu'il en soit, l'arrosage lave la chaussée et nettoie non-seulement les pavés, mais encore leurs interstices et les ruisseaux. C'est là que stagnent une foule de substances dangereuses dont l'importance est extrême au point de vue de l'hygiène. Nous grouperons les détritus de tout genre que l'on trouve dans les rues en trois catégories : les substances minérales, l'humus et les matières organiques.

1° Les substances minérales.

Au nombre des substances minérales, nous citerons le sable provenant de l'usure des pavés et des interstices qui les séparent, la poussière, les escarbilles, les cendres, les plâtras, les pierres, les débris provenant des murailles, des toitures, des ustensiles de ménage : poterie, faïence, éclats de verre, tessons de bouteilles, vieilles ferrailles, etc.; les eaux industrielles chargées de sels, d'acides ou d'alcalis : chlore, chlorures, ammoniaque, sulfures, matières colorantes, etc., etc.

Toutes ces substances offrent des inconvénients. C'est ainsi que les éclats de poterie et les tessons de bouteille exposent à des blessures plus ou moins compliquées; que les liquides font courir des dangers sérieux aux enfants et aux animaux domestiques; que les émanations gazeuses enfin, peuvent compromettre la santé de l'homme lui-même. Toutefois, nous ne nous y arrêterons pas davantage, qu'il nous suffise de les signaler.

2° Humus ou terre végétale.

L'humus participe à la fois de la composition des substances minérales et des matières organiques. Le plus souvent il se forme sur place ; quelquefois il provient des jardins dont la terre est entraînée par le vent et la pluie, ou bien encore des roues boueuses des voitures maraîchères. L'humus, en s'accumulant sur le bord des ruisseaux ou dans les interstices entre les pavés, forme un terrain propice au développement des plantes qui croissent sur la chaussée. A ce propos, l'énumération des mauvaises herbes qui poussent à Saint-Quentin doit offrir quelqu'intérêt. Il n'y en a pas beaucoup, grâce à la vigilance de l'administration. Toutefois le botaniste peut encore y faire une agréable moisson et glaner ainsi les espèces suivantes : *Thlaspi bursa-pastoris, Verbena officinalis, Sagine procumbens, Solanum nigrum, Mercurialis annua, Cirsium lanceolatum, Lappa communis, Polygonum aviculare, Chenopodium album, Plantago major, Plantago lanceolata, Urtica dioïca, Poa annua, Hordeum murinum, Lolium perenne, etc.;* sans compter les *Lichens* qui ornent le tronc des arbres, les *Conferves* qui s'épanouissent sur les pavés de la rue du Gouvernement, les *Diatomées* qui nagent au fond des ruisseaux et les *Mousses* qui tapissent le sol en certains endroits. En somme, cette végétation n'offre rien de spécial à noter.

3° Matières organiques.

Les matières organiques, que l'on rencontre dans les rues, appartiennent au règne végétal et au règne animal. On y voit le plus habituellement de la paille, des feuilles, du bois, du papier, des chiffons de lin, de coton, de chanvre, des débris de végétaux de toute espèce, du fumier, du charbon, des épluchures, des eaux de lessive, des eaux ménagères, des rinçûres de tonneaux, etc.; des débris d'animaux de boucherie ou de volailles, des os, des plumes, de la soie, de la laine, des teintures d'origine animale ou végétale, des eaux industrielles, de savonnage, de dégraissage, etc.; des coquilles d'œufs, d'huîtres, de moules, des déjections animales solides et liquides, etc.; sans parler des cadavres d'animaux de toute espèce, depuis les plus difficiles à reconnaître au microscope jusqu'à nos animaux domestiques.

Cette nomenclature semble être plutôt de la compétence d'un chiffonnier que de celle de celui qui écrit ces lignes. Toutefois, sans entrer dans des détails trop minutieux, il était bon de grouper ces débris en citant quelques exemples bien connus de tout le monde.

Nous approuvons hautement les ordonnances de police qui interdisent formellement aux habitants de Saint-Quentin de jeter toutes ces immondices sur la voie publique. Les égouts et les voitures de vidange doivent bien servir à quelque chose. Mais enfin, quelleque soit la sagesse qui préside à ces décrets, quelque soit l'empressement des habitants à s'y conformer, il n'en est pas moins vrai qu'il y a des abus que l'on ne peut empêcher. Partout où il y aura des rues, on trouvera toujours la plupart des échantillons du catalogue que nous venons de dresser.

Les matières organiques, exposées à l'eau, à l'air et aux rayons du soleil, vont fermenter. Qu'est-ce à dire ? Elles vont se décomposer en acide carbonique, gaz irrespirable pour l'homme, en ammoniaque, en acide sulfureux, en acide sulfhydrique, etc., gaz plus toxiques les uns que les autres ; enfin en liquides putrides chargés de ferments. L'acide carbonique est deux ou trois fois plus abondant dans les villes que dans les campagnes, et il n'y a pas d'arbres pour absorber ce gaz. Quant aux liquides putrides, leur odeur infecte est un signe naturel qui soulève une répulsion instinctive.

Voilà tout ce que l'arrosage des villes a pour mission de faire disparaître par le lavage des pavés et des ruisseaux, nous dirons plus : par l'arrosage de l'air lui-même. Car l'eau de l'arrosage, tombant en pluie fine, filtre l'air, pour ainsi dire, d'une partie des gaz délétères qui le corrompent, ces gaz jouissant précisément d'une solubilité très-remarquable. N'est-ce pas là un immense service que nous rend l'arrosage au point de vue de l'hygiène ! Nous allons voir maintenant que ce service est bien plus étendu qu'on ne le suppose généralement.

§ II

L'ARROSAGE ENTRAINE LES MIASMES DÉLÉTÈRES.

La question proposée ne comporte pas un travail sur la fermentation. Cependant il nous est impossible de passer sous silence une question qui intéresse au suprême degré l'hygiène des villes pendant l'été.

Toute substance organique en décomposition fermente d'une manière différente suivant les conditions dans lesquelles elle se trouve placée. C'est ainsi qu'elle peut subir la fermentation sèche, la fermentation putride, la fermentation alcoolique, et tant d'autres. Chacun de ces genres de fermentation comprend à lui seul une suite progressive de décompositions de plus en plus complètes. En dernière analyse, la matière organisée restitue à l'air, à la terre et à l'eau les éléments qu'elle leur avait préalablement dérobés pour se constituer elle-même En passant par la série de ces décompositions successives, elle forme des milieux divers appropriés à la vie d'un grand nombre d'espèces d'animaux et de végétaux inférieurs. Ceux-ci modifient leurs milieux à double titre : parce qu'ils leur enlèvent et parce qu'ils leur rejettent. La décomposition de la matière organisée, qui s'accomplit au grand air par les réactions chimiques des éléments qui la composent, est donc encore subordonnée directement à l'influence fonctionnelle de ces petits êtres. Par leurs assimilations et leurs désassimilations, ils activent à leur manière cette décomposition jusqu'à l'amener à être incompatible avec leur propre existence.

Les matières organiques en décomposition et les êtres vivants qu'elles renferment, peuvent amener dans notre constitution des modifications profondes sous forme de maladies. Leur influence s'exerce sur nos organes en viciant notre propre milieu par leurs éléments solides, liquides et volatils.

1º Les éléments solides, vivant dans la matière organique qui se détruit, sont des animaux ou des végétaux. A ce titre se rattachent, d'une manière plus ou moins directe, toutes les maladies parasitaires, affections généralement contagieuses, dont le parasite a un lieu d'élection parfaitement déterminé. Il occupe la peau dans la gale, la phthiriase, les différentes espèces de teigne, l'herpès circiné, le sycosis, le pityriasis, etc.; la langue dans le muguet; l'intestin dans la diarrhée de Cochinchine, etc.; enfin, le sang lui-même dans diverses maladies. Ainsi par exemple le charbon, terrible affection transmise des animaux à l'homme, est caractérisé par la décomposition directe du sang sous l'influence d'un être microscopique, la bactéridie charbonneuse (*Bacillus anthracis*, Cohn). Cet être pris longtemps pour un animal, est aujourd'hui classé dans le règne végétal; c'est un champignon de la famille des Schizomycètes.

Il est souvent bien difficile d'affirmer si les êtres

microscopiques produisent la maladie par eux-mêmes ou par les liquides dans lesquels ils vivent; mais c'est là une question délicate sur laquelle il est inutile d'insister ici.

2° Les liquides provenant des matières organiques en décomposition, ont un caractère spécial : Ce sont des virus, c'est-à-dire des liquides vivants, charriant des granulations amorphes dans leur transport. Les maladies auxquelles ils donnent naissance, sont nécessairement inoculables. Citons entr'autres : la morve, la syphilis, l'infection purulente, la rage, la vaccine, la variole, etc.

Appliquons maintenant ces principes à l'hygiène des villes. Quelque soit leur intérêt, les éléments solides et liquides, résultant de la décomposition des matières organisées, paraissent n'avoir qu'une importance secondaire relativement à ce qui concerne l'hygiène des villes. Cependant c'est là que les animaux attrappent le germe de plusieurs affections telles que les entérites, les vers intestinaux, le charbon, la morve, etc. ; mais en général ce n'est pas dans les détritus des villes que l'homme va chercher les *microzoaires*, les *microphytes*, ni les *virus* dont nous venons de parler. Il n'en est plus de même des MIASMES qui s'en échappent. *Ceux-ci*, en effet, *disposent notre constitution à contracter plus facilement le germe des maladies épidémiques; peut-être même sont-ils capables de développer directement ces sortes d'affections.* C'est ce qui semble résulter de ce qu'on va lire.

3° Les matières volatiles, les miasmes en un mot, produisent des maladies épidémiques auxquelles on a donné le nom de maladies infectieuses en raison de leur origine. Telles sont : la peste, le choléra, la fièvre jaune, la fièvre intermittente, l'ictère grave, la fièvre typhoïde, le typhus, la dysentérie, etc. Dans ces graves affections, l'influence des effluves qui leur donnent naissance ne peut être mise en doute. Elles proviennent directement de matières en putréfaction *tout-à-fait analogues à celles qui s'accumulent sur le pavé des villes.*

Partout où de grands fleuves vont former à leur embouchure un delta de terrains d'alluvion composés essentiellement d'humus et de matières organiques, on voit se développer quelques-unes de ces épidémies meurtrières. Où la peste prend-elle le plus communément naissance, sinon dans le delta du Nil ? Et le choléra ? dans le delta du Gange ; et la fièvre jaune ? dans le delta du Mississipi. De même, les fièvres intermittentes se développent dans les terrains marécageux. L'ictère grave exerce ses ravages dans les pays peu élevés et fréquemment inondés. La fièvre typhoïde, le typhus, la dysentérie prennent naissance dans les marais humains, si nous pouvons nous exprimer ainsi, grâce aux effluves miasmatiques qui se dégagent des grandes agglomérations d'hommes vivant dans des conditions d'hygiène défectueuses, telles que l'encombrement, les privations, la misère, etc., etc.

Affirmons-donc avec énergie notre conviction profonde. Oui, des êtres vivants ont été découverts dans certaines maladies contagieuses. Oui, très-probablement un jour on en découvrira d'autres encore. Mais, dans les matières en fermentation, il n'y a pas que des êtres vivants ; il a encore des liquides granulés et des miasmes volatils non figurés. Moins avancés en organisation, ces miasmes n'en sont que plus redoutables, car ils sont bien moins encore perceptibles à nos sens. Raison de plus pour les chasser et pour celà d'écarter loin de nous ce qui peut leur donner naissance : les matières organiques en décomposition.

Hé bien ! c'est précisément parce que les villes contiennent une quantité de matières végétales et animales dont la décomposition est accélérée par la chaleur de l'été, qu'il faut les nettoyer, les balayer, les laver, partout où ces matières s'accumulent et principalement dans les rues dont elles infectent l'air : c'est le but de l'arrosage. Pour que ce lavage soit avantageux, il doit avoir lieu le matin de préférence, avant que la chaleur solaire n'ait eu le temps d'activer la décomposition des matières. L'arrosage doit être suffisamment abondant : s'il est insuffisant, il est inutile, et, qui pis est, il est nuisible. Car on donne ainsi aux matières végétales et animales, qui peut-être se seraient desséchées toutes seules au soleil, de l'eau en trop petite quantité pour les entraîner ailleurs, mais assez toutefois pour leur procurer l'humidité dont elles ont besoin pour se putréfier. Que l'arrosage soit donc abondant afin de pouvoir entraîner toutes ces substances dangereuses.

§ III

CONSÉQUENCES MÉDIATES DE L'ARROSAGE

Les avantages et les inconvénients, qui se rattachent d'une façon plus ou moins indirecte à l'arrosage des villes pendant l'été, sont assez nombreux pour que nous leur consacrions un paragraphe spécial.

1° L'arrosage abat la poussière.

C'est un avantage précieux pour les habitants, surtout si la voie, au lieu d'être pavée, est macadamisée. A Saint-Quentin, il conviendrait d'arroser l'immense espace découvert qui s'étend depuis la rue d'Isle jusqu'à la station du chemin de fer. En cet endroit, à la poussière ordinaire des chemins, s'ajoute une fine poudre de charbon provenant de dépôts situés dans le voisinage. D'épais tourbillons soulevés par le vent pénètrent dans le nez, les yeux et la bouche. La poussière altère, provoque des quintes de toux, irrite les conjonctives, etc. De là une soif inextinguible qui expose aux excès de boissons, une vive excitation des muqueuses oculaire, nasale et bronchique, et l'inflammation qui peut en résulter. Voilà ce que l'arrosage a l'avantage de faire disparaître.

Un inconvénient tout naturel vient opposer à la médaille un fâcheux revers : l'arrosage abat la poussière, mais produit de la boue. Cette boue malsaine, car elle mouille les chaussures, s'y attache et refroidit les pieds, expose encore aux chutes les hommes et les animaux. Nous ne voyons qu'un moyen de remédier au mal : c'est de bien balayer les trottoirs. Là, du moins, les piétons chancelants auront la satisfaction de trouver un refuge.

2° L'arrosage modifie la diffusion des rayons lumineux.

Sous l'ardeur d'un soleil éclatant, les pavés desséchés brillent d'un éclat qui finit à la longue par fatiguer la vue. Sous l'influence de l'arrosage, les pavés mouillés ont une teinte plus sombre qui repose l'organe visuel. C'est un avantage analogue à celui que rendent les verres enfumés aux personnes qui ont la vue délicate.

Toutefois si le sol n'est pas très-perméable, l'arrosage a l'inconvénient de produire des flaques d'eau qui réfractent les rayons du soleil pour les projeter avec éclat dans les yeux des passants. Décidément la perfection n'est pas de ce monde. Heureusement, on en conviendra, c'est une imperfection de peu d'intérêt.

3° L'arrosage donne de l'eau aux êtres errants.

Une des maladies les plus terribles qu'il soit possible de rencontrer, c'est la rage. Cette affection reconnaît, entre autres causes, la privation d'eau pour les animaux domestiques, pour le chien en particulier. Nous ne demandons pas qu'on annexe aux fontaines un petit baquet à l'usage de la gent canine, comme il en est question à Paris. Qu'il suffise de faire observer combien il est salutaire de mettre par l'arrosage, à la disposition du fidèle ami de l'homme, un peu d'eau dans le ruisseau.

Si maintenant nous entrons dans le domaine du règne végétal, nous voyons que l'arrosage peut avoir un inconvénient, celui de faire pousser les mauvaises herbes. Cette objection n'a pas de valeur sérieuse; en effet : si un arrosage insuffisant humecte l'humus entre les pavés et facilite la germination des graines que le vent y a transportées, il enlève pour peu qu'il soit abondant, toutes les substances meubles et friables, comme la terre végétale, et ne laisse entre les pavés que le sable, l'argile et le ciment tassés et durcis au moins à la surface.

4° L'arrosage nécessite l'entretien des voies publiques.

Ce qui donne à l'arrosage une importance capitale à nos yeux, c'est que cette pratique est un premier pas dans la voie de l'hygiène des villes. C'est un moyen de faire progresser les idées sérieuses dans une bonne direction. Une comparaison rendra mieux notre pensée. Voici un enfant bien lavé, son petit camarade est négligé. Le premier aura non seulement la figure et les mains propres, mais il sera peigné et convenablement brossé. A-t-il le moindre défaut dans la marche et dans les manières? Cela se voit de suite, on l'en reprend aussitôt. Témoigne-t-il du moindre malaise? On ne tarde pas à s'en préoccuper. Quant à l'enfant négligé, on l'abandonne au moral aussi bien qu'au physique. A quoi bon apprendre à lire à cet être crasseux, l'asile de la vermine? Ce serait vouloir bâtir un palais dans un bourbier. Il en est de même d'une ville arrosée; elle est mieux tenue que celle qui ne l'est pas. Un progrès en amène un autre. Le pavage est-il défectueux? On le répare aussitôt pour éviter les flaques d'eau croupissante. Pas de trottoirs dans cette rue? Vite on élève pour régulariser le cours des ruisseaux, afin que l'eau n'entre pas dans les maisons. Pour arroser, il faut de l'eau; et, comme l'installation des réservoirs, des tuyaux de conduite et des machines élévatoires n'est pas une petite affaire, on ne se risque dans ces frais qu'à la condition d'amener une eau d'excellente qualité. L'hygiène des habitants ne peut qu'y gagner. Dès lors; plus de puits, plus de citernes, plus d'eaux séléniteuses; mais une boisson digestive, des légumes bien cuits et du linge propre sur le corps. Enfin vous avez de l'eau! Voici une place isolée qui est là sans qu'on sache trop pourquoi. Elevons-y bien vite une fontaine. plantons des arbres autour, semons-y du gazon; voilà un square charmant : c'est autant de gagné pour l'hygiène publique. Non que le square assainisse beaucoup par lui-même ; mais enfin cela vaut mieux qu'un espace vide sur lequel on déverse des ordures et des décombres qui font pousser les orties. C'est plus propre et plus gai. Et puis, au lieu de rester chez soi et de respirer toute la journée l'air concentré des appartements, on va respirer l'air du square. On sort, on marche, on se promène ; les poumons se dilatent à l'air du dehors. C'est en petit « de l'exercice et du grand air. » En petit, sans doute ; mais c'est celà, etc., etc., etc. On voit donc à quelles heureuses transformations entraîne l'arrosage des villes. N'est-ce pas là un immense avantage ?

A cet avantage déduit de considérations générales, nous opposerons un inconvénient du même ordre. L'arrosage, comme installation surtout, coûte fort cher. C'est fort grave au point de vue de l'hygiène. En effet, pour en couvrir les frais que fait-on ? On augmente les octrois, et le plus simple est d'imposer l'alimentation. Nous n'avons pas à faire ici d'économie politique ; mais on voit immédiatement les conséquences d'une pareille mesure. Il faut manger, le prix de la nourriture augmente. Croit-on qu'on mangera moins ? Nullement : on fera usage d'aliments de qualité inférieure. On aura de la meilleure eau, mais on boira un vin frelaté. Que de choses à dire sur un pareil sujet ! Nous livrons cet aperçu à la méditation des hommes qui tiennent entre leurs mains le sort de leurs semblables. Grande est leur responsabilité au point de vue social comme au point de vue de l'hygiène ; mais aussi, grande est notre reconnaissance quand ils s'appliquent à nous faire du bien sans nous le faire payer trop cher.

CONCLUSIONS

Pour terminer utilement cette étude, nous examinerons la valeur des divers modes d'arrosage au point de vue de l'hygiène, et nous rechercherons les heures de la journée où cette pratique s'impose à la salubrité des villes.

L'arrosage étant une pluie artificielle, le meilleur arrosage est celui qui réunit le mieux les conditions d'une pluie naturelle. Or, la pluie offre deux caractères: la généralité et la durée.

1° La pluie est générale: elle tombe partout à la fois, dans les rues et sur les toitures. Il est fâcheux, avouons-le hardiment, que le manque d'eau et des moyens d'élévation rende impraticable l'arrosage du toit des maisons; mais il est possible d'arroser simultanément plusieurs rues à la fois, sinon toutes les rues à la même heure.

2° La pluie a de la durée : l'eau tombant goutte à goutte, s'infiltre profondément dans le sol, aussi ne peut-elle s'évaporer entièrement qu'à la longue. Une rue arrosée se dessèche incomparablement plus vite qu'une rue mouillée par l'eau du ciel. Il faut donc, quand on arrose, éviter de jeter l'eau à flots et d'un seul coup; sans quoi l'évaporation est plus hâtive et l'atmosphère n'est pas rafraîchi d'une façon convenable. On remédie à cet inconvénient en arrosant le plus souvent possible.

Il résulte de ces principes : 1° que l'arrosage doit

être appliqué simultanément dans plusieurs endroits à la fois. 2° qu'il doit être très-expéditif afin d'être souvent renouvelé. Le moment est venu de passer en revue les divers modes d'arrosage pour choisir celui qui réalise le mieux ces deux conditions.

DES DIFFÉRENTS MODES D'ARROSAGE.

La méthode la plus simple consiste à faire couler de l'eau dans le ruisseau. Dans une ville en pente comme Saint-Quentin, il suffit d'ouvrir quelques robinets placés sur les points culminants, pour qu'à l'instant même tous les ruisseaux soient irrigués. Dans une ville unie comme Paris, on aménage de distance en distance des bouches d'eau ou des bornes-fontaines. Ce mode d'arrosage nettoie le ruisseau, mais ne rafraîchit pas suffisamment la ville, parceque laissant à sec le pavé de la chaussée, il présente peu de surface. On y remédie en jetant à la pelle l'eau du ruisseau sur la voie. Cela suppose les ruisseaux préalablement lavés, sans quoi le remède serait pis que le mal : on étalerait ainsi sur le pavé brûlant des matières en putréfaction confinées jusque-là sur le bord des trottoirs. Cette méthode est appliquée à Paris le matin sur les boulevards quand la circulation est encore à peu près nulle. A défaut de l'eau du ruisseau, les riverains, pour arroser le trottoir, se servent d'un seau dont ils projettent le contenu à l'aide d'une pelle à manche court, ou mieux en manœuvrant une pompe à main.

A Paris une magnifique pompe à vapeur fixe, installée sur le quai de Billy, refoule l'eau de la Seine jusqu'aux extrémités de la capitale dans des réser-

voirs spéciaux, de sorte que dans les tuyaux de distribution l'eau est toujours soumise à la même
pression. Ces conduites aboutissent à des bouches d'eau
auxquelles on peut adapter un long tube articulé
porté sur des roulettes et terminé par une lance munie
d'un robinet avec lequel le cantonnier règle la force
et la distribution du jet. Les travaux d'installation,
que la ville de Saint-Quentin a entrepris au Grosnard,
permettraient d'utiliser la lance pour arroser les
places publiques.

En principe, l'instrument par excellence pour arroser, c'est l'arrosoir à pomme ou à bec cônique. Mal-
heureusement, l'eau répandue en petite quantité sur
une large surface s'évapore rapidement, et on perd
bien du temps à remplir l'arrosoir. C'est pour obvier
à cet inconvénient qu'on a imaginé le tonneau d'arrosage. Tout en utilisant les avantages de l'arrosoir,
ce procédé s'applique aux villes où l'on a pas d'eau
en suffisante quantité ni sous une assez forte pression,
en un mot, partout où l'usage de la lance ne saurait être
généralisé. *Nous pensons que ce perfectionnement
serait applicable à Saint-Quentin.* On promène dans
les rues qu'il s'agit d'arroser, un tonneau muni à
l'arrière d'un tube transversal percé de petites ouver-
tures par lesquelles l'eau s'échappe comme à travers
les trous d'une pomme d'arrosoir. Les orifices ont un
diamètre approprié pour que l'arrosage soit suffisamment abondant. Le tube horizontal a la longueur
voulue pour arroser en une fois ou deux toute la
largeur des rues. Suivant leur dimension, les tonneaux
sont traînés par des hommes ou par des chevaux.
Comme il s'agit là d'un travail très-simple qui n'exige
pas d'aptitudes spéciales, on peut utiliser les animaux

impropres à tout autre service. A Paris, sur la place du Palais-Royal, nous avons vu attelés à ces sortes de chars un homme âgé et un enfant. Le vieillard placé entre les brancards, soutient la charge; l'adolescent tire de côté à l'aide d'une corde-bretelle appropriée. C'est très-simple en somme, et ce travail peut être exécuté par le premier venu.

DES HEURES DE L'ARROSAGE

Le procédé du tonneau permet d'arroser une rue en autant de minutes qu'il en faut pour la parcourir au pas d'un cheval une fois ou deux, suivant sa largeur. Il semble qu'en deux heures, quelques tonneaux fonctionnant simultanément suffiraient pour arroser d'une façon convenable les principales rues de Saint-Quentin, pendant qu'un homme au dépôt en tiendrait d'autres remplis et attelés pour éviter toute perte de temps et pour laisser reposer les chevaux après chaque voyage. Ce chiffre de deux heures a son importance.

A Saint-Quentin, les habitants ont l'ordre d'arroser le devant de leurs maisons à onze heures du matin et à trois heures de l'après-midi. Ce choix est excellent; il a pour lui la sanction de la théorie et de la pratique. Mais cela ne suffit pas à entretenir la fraîcheur des rues pendant toute la durée du jour. Voici selon nous quelle devrait être la manière de procéder.

1° Le matin pendant et après le balayage des rues, c'est-à-dire de 6 à 8 heures pendant l'été, donner un large écoulement aux ruisseaux de la ville afin de faciliter l'entraînement des détritus de toute nature accumulés depuis la veille, avant que la chaleur solaire n'ait eu le temps d'agir sur ces matières en décomposition. Employer le balai dans les ruisseaux avec certains ménagements afin de ne pas déchausser les pavés, comme on le fait si souvent, là où il n'y a pas de rigoles cimentées.

2° L'arrosage proprement dit peut être commencé dès le matin en employant pour cet usage l'eau des rigoles ou des ruisseaux déjà lavés que l'on projette avec la pelle. Voici maintenant les heures où l'arrosage au tonneau doit être mis en usage dans la journée : à 10 heures, à midi, à 2 heures et à 4 heures. Cette pratique est indispensable dans les rues les plus exposées au soleil, aux environs de la gare notamment. Quand il pleut ou quand il fait froid, on doit se dispenser de l'arrosage au tonneau, mais le lavage des ruisseaux est toujours une excellente chose. Quand le temps est couvert et que la chaleur n'est pas trop vive, il n'est pas nécessaire d'arroser aussi fréquemment. Ce jour là, par exemple, on peut changer les heures et n'opérer qu'à 11 heures et à 3 heures, au lieu de faire quatre arrosages par jour.

En un mot, soumettre ses aspirations légitimes de bien-être matériel aux exigences approfondies de la nature ; chercher à concilier ses droits avec les lois qui régissent un Univers dont il n'est en définitive que l'un des éléments, tel doit être dans l'arrosage comme pour tout le reste en hygiène, le devoir de l'homme ici-bas.

TABLE DES MATIÈRES

Montdidier (Somme). — Imp. A. Radenez.